LA

MÉTHODE DE JENNINGS

POUR LE

TRAITEMENT

DE

L'INTOXICATION

PAR

L'OPIUM ET LA MORPHINE

ET

LA CURE DE VICHY

PAR

Le Dr LEBEAUPIN

PARIS

MASSON & Cie, ÉDITEURS

LIBRAIRES DE L'ACADÉMIE DE MÉDECINE

120, boulevard Saint-Germain (6e)

1906

DU MÊME AUTEUR :

Des applications de glace sur l'abdomen. Bordeaux, 1898.

Sur la coloration rouge de l'urine. *Journal de médecine et chirurgie pratiques*, 25 septembre 1905.

L'argile à haute dose contre le choléra asiatique et la terre sigillée. *Bulletin de la Société de Thérapeutique*, 11 octobre 1905.

L'aérophagie, tic nerveux, ses conséquences, son traitement. *Journal des maladies de la nutrition*, novembre 1905.

Importance de l'examen des dents pour la séméiologie des infections gastro-intestinales. *Journal de médecine et chirurgie pratiques*, 25 décembre 1905.

LA
MÉTHODE DE JENNINGS

POUR LE

TRAITEMENT

DE

L'INTOXICATION

PAR

L'OPIUM ET LA MORPHINE

ET

LA CURE DE VICHY

PAR

Le Dr LEBEAUPIN

PARIS

MASSON & CIE, ÉDITEURS

LIBRAIRES DE L'ACADÉMIE DE MÉDECINE

120, boulevard Saint-Germain (6e)

1906

LA
MÉTHODE DE JENNINGS

POUR LE

TRAITEMENT

DE

L'INTOXICATION

PAR L'OPIUM ET LA MORPHINE

ET LA CURE DE VICHY

Ayant eu à traiter un certain nombre de malades intoxiqués par l'opium et la morphine, nous nous sommes adressés à la méthode du D' Jennings et nous n'avons jamais eu qu'à nous louer des résultats obtenus. Trouvant dans l'usage des eaux de Vichy prises à la source même le meilleur remède contre l'hyperacidité générale, résultat de l'état de besoin particulier au sevrage, dans les bains le meilleur calmant de l'excitation nerveuse, nous avons pensé que l'on pouvait ajouter à la longue liste des affections pour lesquelles une saison à Vichy est recommandée, l'intoxication chronique par l'opium et son alcaloïde.

Déjà, comme nous le verrons plus loin, plusieurs médecins traitants ont remarqué les bons effets de la cure hydrominérale dans ces intoxications, mais sans insister sur les moyens à employer pour arriver à une guérison complète, ils contestent même la possibilité de cette guérison. Pour nous qui la savons possible, nous croyons que nul endroit ne peut être mieux choisi que Vichy pour mettre en pratique la méthode de Jennings, c'est ce que nous nous proposons de démontrer dans ce travail.

La passion morphinique a pris dans ces derniers temps un développement considérable. Pendant longtemps l'origine thérapeutique du mal a été la seule à incriminer. Le médecin possédant un moyen véritablement merveilleux de diminuer ou supprimer la douleur ne pouvait résister à la prière du malade le suppliant de le soulager, et cédait parfois trop volontiers au plaisir d'accomplir de véritables miracles. Le poison obtenu facilement grâce à une ordonnance renouvelée ou à la complaisance d'un pharmacien, faisait peu à peu ses ravages, et un médicament utile tout d'abord devenait entre certaines mains un moyen de jouissances recherché avant de déterminer les terribles supplices de l'accoutumance, conduisant d'un pas plus ou moins rapide mais toujours sûr à une mort prématurée.

Bien qu'aujourd'hui il faille chercher le plus souvent la genèse de l'empoisonnement chronique dans la nécessité de soulager la douleur, on rencontre un nombre toujours croissant de malheureux intoxiqués qui n'ont d'autre raison d'user de la morphine que la recherche de l'ivresse qu'elle procure, de l'excitant artificiel nécessaire pour supporter le fardeau trop lourd des difficultés de la vie. L'alcool, le café, le tabac ont longtemps suffi à donner les jouissances désirées ou les forces nécessaires, la morphine avec des effets plus puissants a bientôt fait de créer une nouvelle classe d'intoxiqués. Le désir de voluptés inconnues et qu'on dit merveilleuses, la nécessité d'oublier les tracas, les soucis inhérents à notre fiévreuse existence poussent chaque jour un plus grand nombre de nos contemporains à rechercher avidement les trop fameux paradis artificiels.

Si les victimes de la terrible morphine sont nombreuses, les ravages que fait l'opium sont de plus en plus grands ;

les fumeurs ne sont pas aussi rares dans nos pays qu'on le croit généralement, ce vice s'étend avec une rapidité incroyable. Nos compatriotes qui ont séjourné dans les pays d'Extrême-Orient ont rapporté cette funeste habitude et il ne faudrait pas croire avec Guimbail (1) qu'ils ne font pas d'adeptes. Il existe dans nos ports de guerre un très grand nombre de fumeries (2). On a commencé à fumer par curiosité, pour satisfaire à la mode, par vanité, le snobisme s'y mêlant, on est arrivé à fumer ensuite par nécessité, et il existe beaucoup d'officiers, en particulier, pour lesquels l'opium constitue un besoin impérieux qu'ils doivent satisfaire à tout prix. D'abord confinée aux milieux militaires, l'« avarie d'Extrême-Orient (3) » s'est répandue au dehors, les fumeurs ont fait de nombreux prosélytes. De tout jeunes gens, des prostituées haut cotées, passent leurs nuits entières dans d'élégantes fumeries, sanctuaires réservés aux adorateurs du dieu opium. Dans les stations d'hiver de la Côte d'Azur on rencontre un public spécial pour lequel l'opium sert parfois de prétexte aux orgies ou aux scènes les plus licencieuses, mais on peut compter également de nombreux adeptes de la pipe de bambou qui n'aiment dans la drogue brune qu'elle-même, et fument poussés par le besoin vital qu'elle engendre (4).

La légende chinoise du Génie de l'opium dit en effet qu'il est un maître jaloux de ses serviteurs et que tous ceux qui, après avoir joui quelque temps de ses faveurs, l'abandonnent, ne tardent pas à payer de leur vie cette tra-

---

(1) Guimbail : «Les morphinomanes ». Paris, 1892.

(2) 150 à 200 à Toulon, 1905, pour la marine seule. Les coloniaux fument plus spécialement seuls, et sont extrêmement nombreux !

(3) Dr Brunet. Congrès colonial de Paris, 1903.

(4) Il existerait également un assez grand nombre de fumeries à Paris. Quant au ports du Nord, ils n'ont rien à envier aux villes du Midi.

lison, expression imagée d'une vérité qu'on peut hélas constater trop souvent.

L'alcoolique peut assez facilement se débarrasser de son vice, il n'en est pas ainsi du morphinomane et du fumeur. La suppression d'alcool se traduit immédiatement par un retour à la santé : on ne peut abandonner l'opium sans de graves conséquences, les douleurs de l'abstinence morphinique sont extrêmes. Il faut se condamner à un régime sévère, suivre un traitement prolongé, la guérison est difficile, beaucoup même ont mis en doute sa possibilité.

C'est au médecin anglais Jennings que nous sommes redevables d'une méthode de démorphinisation, fondée sur une base véritablement physiologique et qui, avec un minimum de douleurs, nous a paru donner les meilleurs résultats. Bien que son auteur ne l'ait appliquée qu'aux morphinomanes, on peut l'employer également dans la cure de l'intoxication des fumeurs. Nous la décrirons brièvement, le livre de Jennings (1) pouvant être consulté par ceux qui désireraient trouver des renseignements complémentaires ; nous exposerons ensuite les raisons qui nous ont conduit à instituer ce traitement à Vichy.

La méthode de Jennings a donné depuis longtemps entre les mains de son auteur un très grand nombre de succès, les résultats obtenus sont de plus en plus satisfaisants. Une des principales causes d'échec pour les autres traitements consiste dans la douleur que provoque l'abstinence forcée. Beaucoup de bonnes volontés sont découragées par l'effort trop considérable qu'on leur demande.

Est-il donc nécessaire d'imposer des souffrances aussi grandes à un malheureux qui souhaite ardemment sa guérison ? Jennings insiste particulièrement sur l'absence

(1) Dr O. Jennings. Guérison de la morphinomanie sans souffrances. Traduction Ball, Paris, 1902.

de douleurs qui est un des principaux bienfaits de sa méthode. Chez les malades soumis à son traitement on ne constate plus ces manifestations si pénibles, tout au plus voit-on se produire quelques malaises qu'il est facile de supporter ; il est même des personnes chez lesquelles il semble qu'aucun trouble ne se manifeste, elles arrivent à la guérison définitive sans se douter du moment où la dernière dose de poison a été absorbée.

Beaucoup d'erreurs se sont glissées dans les descriptions qui ont été données de la méthode de Jennings. Pour les uns elle consiste dans l'administration des toniques du cœur ou dans l'emploi des agents physiques : massage, électricité... ; pour les autres le bicarbonate de soude seul serait employé à l'exclusion de tout autre moyen. La véritable méthode du médecin anglais consiste en réalité dans la mise en œuvre de tous ces moyens réunis, auxquels viennent s'ajouter différentes pratiques que nous décrirons en terminant notre exposé.

Considérant que les troubles apportés par l'état de besoin forment le principal obstacle à la guérison, il est nécessaire de chercher à atténuer les effets de cet état, à le rendre supportable. Chez tous les malades intoxiqués par l'opium ou la morphine l'état d'abstinence se traduit par de l'hyperacidité stomacale, l'affaiblissement du cœur, l'irritabilité nerveuse. Quels moyens thérapeutiques opposerons-nous avec Jennings à ces manifestations !

L'hyperacidité de l'estomac est un fait qui a été constaté depuis longtemps. Pour combattre cette acidité, l'emploi des alcalins est tout indiqué, et en particulier le bicarbonate de soude. Erlenmeyer s'est emparé de l'idée de Jennings et a décrit sous le nom de « démorphinisation chimique » un traitement qui n'est en réalité qu'une partie de la méthode de notre auteur. La meilleure manière de donner ce sel consiste à prescrire l'eau de Vichy, ainsi que le conseille Jennings, et Guimbail déclare que les alcalins doivent être administrés « sous forme principale d'eau de Vichy » ; nous reviendrons sur ce point quand nous parlerons du traitement à Vichy même.

Ball et Jennings dans leurs recherches sur l'état du pouls des morphinomanes en état d'abstinence, ont constaté les modifications particulières du tracé enregistré au sphygmographe. La courbe ainsi obtenue présente un plateau non pas spécial à l'état considéré, mais indiquant en tout cas une diminution de la tonicité du cœur et de l'appareil circulatoire tout entier. Quel enseignement en peut-on retirer? L'administration des toniques du cœur devra faire disparaître le malaise et la courbe reprendra sa forme régulière. C'est en effet ce qui se produit. Une pipe d'opium, une piqûre de morphine remettent presque instantanément les choses dans leur état normal : remplaçons l'excitant ordinaire par un médicament capable de relever la tonicité du cœur, aussitôt nous voyons la ligne d'ascension du tracé sphygmographique se substituer au plateau que l'on constatait un instant auparavant.

La spartéine et la digitale ont été employées, mais afin d'éviter les inconvénients de l'injection sous-cutanée de la première de ces substances et l'emploi de la seringue si chère aux morphinomanes, Jennings préfère la digitale qui lui donne d'excellents résultats. Chez le fumeur d'opium, nous croyons préférable de se servir de la spartéine, car le déploiement de l'appareil nécessaire à l'injection frappe davantage son esprit, et l'on ne doit pas négliger les petits moyens capables d'avoir une action sur l'imagination d'un malade si facile à impressionner.

Pour calmer l'irritabilité nerveuse, Jennings a insisté spécialement sur l'emploi du bain turc. « L'agitation modérée qui survient quand les malades sont convenablement traités, dit-il, disparait entièrement dans la chambre chaude du bain turc ; et le massage consécutif avec la douche froide forment les sédatifs les plus parfaits que l'on puisse désirer..... il n'y a pas de meilleurs moyens de lutter contre la renaissance du besoin qui survient de temps à autre et tout spécialement sous l'influence de l'indigestion. »

« Le bain turc écrit de son côté Guimbail, un peu prolongé et suivi d'un habile massage, laisse après lui un état d'apaisement et de calme précieux pour combattre l'agitation inséparable de la période d'abstinence. » Il est du reste à remarquer que la chaleur apporte toujours aux intoxiqués un bien-être très grand. En dehors de la sédation des phénomènes d'irritation nerveuse, elle est nécessaire aux malades plus spécialement encore pendant leur traitement. Il ne faut pas oublier que fumeurs et morphinomanes souffrent toujours du froid, ils aiment s'envelopper de vêtements épais, réclament dans leur lit de nombreuses couvertures, ils sont assidus l'hiver au coin du feu. Nous avons connu des officiers de l'armée coloniale qui, même dans les contrées où le climat est le plus accablant, éprouvaient une pénible sensation de froid, signe certain de leur intoxication. Il existe une espèce de similitude entre le bien-être produit par la pipe d'opium ou la piqûre de morphine et les sensations que provoque le bain turc. De plus, la transpiration s'établissant abondante a pour conséquence l'élimination des matières excrémentitielles, la stimulation produite sur la peau agit sur l'innervation et la circulation générale. Les échanges nutritifs sont favorisés.

A défaut du bain turc, le bain tiède, quoique possédant une action moindre, pourra être mis à profit, il agit comme calmant et hypnotique. Notons en passant que les douches froides, courtes, percutantes, suivies de massage, de frictions, seront des adjuvants puissants à la période de convalescence.

Il faut ajouter à ces trois grands moyens la réduction progressive des doses de poison, que l'on obtient par substitution des injections rectales aux injections sous-cutanées. Les injections rectales peuvent être également employées chez le fumeur et produisent de non moins bons effets. La réduction sera d'autant plus lente qu'on désire rendre le besoin moins impérieux.

Quelques précautions supplémentaires sont nécessaires dans le but d'éviter tout accroissement de la sensation de besoin. Les distractions, les amusements, l'exercice, les promenades sont recommandés, mais il faut à tout prix éviter la fatigue. Le médecin doit veiller tout spécialement sur l'état du foie et de l'estomac, recommander à son malade de s'abstenir de tout excès. L'alcool doit être supprimé, le régime lacté peut être utile dans certains cas.

Tels sont rapidement résumés les procédés qui constituent la méthode de Jennings. Nous verrons maintenant quels avantages peut offrir une station thermale comme Vichy aux malades qui désirent arriver avec un minimum de souffrance à une parfaite guérison.

L'exposé des principes de la méthode fait déjà prévoir une partie des arguments que nous pouvons faire valoir pour recommander la cure de Vichy dans l'intoxication par l'opium. En dehors des agents spéciaux du traitement qui se trouvent réunis dans des conditions favorables toutes particulières : eaux alcalines, hydrothérapie, il nous a paru qu'un certain nombre d'autres raisons militent en faveur de cette indication.

Les médecins consultants à Vichy rencontrent chaque année dans leur clientèle des morphinomanes et des fumeurs, et il est singulier de ne trouver qu'un petit nombre d'observations relatives à l'effet de la cure d'eau dans ces intoxications. Le Dr Cornillon a depuis longtemps remarqué les bons résultats du traitement alcalin. Les morphinomanes, dit-il dans sa « clinique thermale », le supportent très bien s'il est modéré ; trop actif ou trop long il ne tarde pas à déterminer des douleurs violentes du côté des reins, du foie, de l'estomac et alors le besoin des piqûres se fait sentir avec plus de force. Il recommande de ne pas supprimer les injections brusquement de peur des accidents toujours à craindre. Les doses doivent être diminuées peu à peu, les eaux sont alors parfaitement tolérées, les phénomènes douloureux s'amendent, les phénomènes nerveux sont atténués par les moyens hydrothérapiques dont on dispose, qui sont d'un puissant secours pour aider à leur sédation.

MM. Jardet et Nivière dans leur communication au Congrès International d'Hydrologie (VIe session, Clermont, 1896) font ressortir l'influence bienfaisante des eaux dans l'intoxication par l'opium et ses dérivés. Ils ont constaté chez leurs malades l'augmentation d'appétit, la disparition de la constipation, une moins grande irritabilité du système nerveux. « Toutefois, disent-ils, les eaux de Vichy ne guérissent pas plus les habitudes morphiniques que les habitudes alcooliques, et la guérison de la morphinomanie réclame des soins spéciaux donnés dans les maisons d'hydrothérapie. »

Comme on le voit Jardet et Nivière ne considèrent pas la cure de Vichy comme pouvant constituer un traitement véritable de la morphinomanie, c'est pour eux une simple préparation à la démorphinisation, préparation d'ailleurs excellente dont les malades peuvent tirer le plus grand profit. Il est certain que la cure de Vichy telle qu'elle est généralement pratiquée ne peut à elle seule amener la guérison ; mais si, comme nous l'avons vu, les eaux alcalines entrent pour une très grande part dans les moyens thérapeutiques à employer, elles ne constituent pas tout le traitement : les toniques du cœur, les pratiques hydrothérapiques spéciales sont nécessaires, sans parler de la médication accessoire, les injections rectales, les conditions particulières d'existence, les règles de l'emploi du temps qu'il importe de faire marcher de pair avec les trois grandes indications de la méthode.

En présence des conditions exceptionnelles dans lesquelles se rencontrent à Vichy les moyens thérapeutiques employés dans le traitement de Jennings, on peut s'éton-

ner que les auteurs qui se sont occupés de la question que
nous traitons aujourd'hui n'aient point poussé plus loin
leurs recherches et insisté sur les avantages que trouve-
raient fumeurs et morphinomanes à venir chercher dans
cette station thermale une guérison qu'ils pourraient ainsi
obtenir sans se condamner à d'atroces souffrances, aux
ennuis, ainsi qu'aux inconvénients de l'internement dans
une maison de santé.

Nous savons que l'hyperacidité stomacale constitue une
des principales manifestations du besoin. Les eaux de
Vichy paraissent donc tout indiquées. Ce n'est pas ici le
lieu de discuter longuement l'action des alcalins ; on sait
qu'un certain nombre de médecins s'abstiennent d'une manière absolue de combattre l'hyperchlorhydrie par le bicarbonate de soude. La question pourrait se poser peut-
être dans le traitement d'une hyperchlorhydrie constituée,
mais dans le cas de l'abstinence morphinique, il ne s'agit
plus que d'un chimisme particulier, modification passa-
gère bien différente de ce qui se passe chez le dyspeptique
hyperchlorhydrique. Si dans ce dernier cas le bicarbonate
de soude agit peu, ou même dans un sens tout à fait contraire à celui auquel on devait s'attendre, il nous a toujours paru que dans l'hyperacidité transitoire provenant de
l'état de besoin, le bicarbonate de soude produisait les
meilleurs effets. Cet alcalin permet non seulement de lutter
avec avantage contre l'hyperacidité, mais encore il diminue la stase gastrique et est un puissant sédatif contre la
douleur qui ne manque jamais un pareil cas. Le gaz acide
carbonique qu'il dégage est un anesthésique puissant et
de plus il détermine des mouvements de l'estomac qui ont
pour effet de vaincre le spasme pylorique, et de permettre
ainsi au contenu de l'organe de passer dans l'intestin avec
une rapidité plus grande.

Le bicarbonate agit donc sur l'hyperacidité, sur la stase,
sur la douleur, il est de plus un puissant tonique du cœur
et de l'appareil circulatoire tout entier. Dans un moment

où l'on doit agir spécialement sur une vasodilatation qui reconnaît pour cause l'acidité générale, son action tonique vient encore s'ajouter et aider à l'effet de la digitale, de la spartéine dont l'emploi ainsi que nous l'avons vu constitue l'un des termes de notre triade thérapeutique.

On objectera peut-être que les eaux de Vichy ne contiennent pas de grandes quantités de bicarbonate de soude, que les doses de ce sel ordinairement administrées aux hyperchlorhydriques sont beaucoup plus élevées, et qu'il faudrait boire des litres d'eau pour absorber des quantités suffisantes du principe actif. A cela on peut répondre que l'action des eaux de Vichy ne dépend pas du seul bicarbonate et que d'ailleurs il nous a toujours semblé que la meilleure manière d'administrer les alcalins consistait dans la prise de petites doses très souvent répétées. De cette façon on prévient la douleur sans attendre son apparition, on évite la distension pénible de l'estomac par le dégagement brusque d'un trop grand volume d'acide carbonique, inconvénient des doses élevées. A ce sujet il est bon que le médecin insiste près de son malade afin de le prévenir de ne point s'abandonner à cette tendance si généralement répandue d'avaler des quantités considérables d'eau dans l'espoir d'obtenir un effet plus actif ou plus prompt. L'eau, médicament à portée du buveur, lui paraissant un remède si anodin et les quantités prescrites si minimes !

Nous avons vu que le meilleur moyen de calmer l'irritabilité nerveuse consistait dans l'usage du bain turc. Nous n'insisterons pas sur les avantages que procurent pour le traitement hydrothérapique les ressources d'un établissement thermal possédant un matériel perfectionné, un personnel expérimenté de doucheurs et de masseurs. Seules quelques rares maisons de santé confortablement aménagées peuvent rivaliser de perfection avec les intallations qu'on trouve à peu près généralement dans toutes nos stations hydrominérales françaises. Le bain turc, les bains chauds, la douche froide ou chaude, les massages de toutes sortes sont à la disposition des malades et le médecin en peut surveiller lui-même l'administration et les effets.

Quant aux toniques du cœur : spartéine, digitale, on les emploie suivant les besoins du moment à doses variables suivant les sujets. Il ne peut y avoir de règle fixe dans un traitement qui diffère de tout au tout suivant le degré d'intoxication, la force de résistance du malade, l'état des organes, etc...

Les injections rectales seront faites comme l'indique Jennings en remplaçant chez le morphinomane une dose sous-cutanée par une dose double intrarectale. Du jour où les injections sous-cutanées sont complètement suspendues, on diminue peu à peu les injections rectales jusqu'à cessation complète. Chez le fumeur on usera d'une pratique à peu près semblable, mais ce n'est guère que par le tâtonnement qu'on peut se rendre compte de la dose à employer.

Les eaux alcalines prises à la source, une hydrothérapie bien dirigée ne sont pas les seuls avantages qu'offre Vichy pour la cure ; il en est encore d'autres qui ne méritent pas une moindre considération.

Bien qu'un grand nombre de médecins pensent qu'il est impossible aux intoxiqués d'entreprendre un traitement dans un autre lieu qu'une maison de santé, que la surveillance continuelle leur est nécessaire, qu'ils doivent subir une sorte d'emprisonnement sous la garde d'un geôlier inflexible veillant sur eux jour et nuit, nous sommes persuadés qu'il n'en est rien et nous avons maintes preuves du contraire. Nous sommes d'autant plus partisans du traitement ainsi librement suivi, que nous nous sentons convaincus qu'il est le seul pouvant assurer un succès complet et mener à bien une guérison qui exige avant toute autre condition la rééducation de la volonté. Or, comment procéder mieux à cette rééducation qu'en laissant à celui qui doit faire cet effort la liberté nécessaire, pourvu qu'il veuille bien se soumettre à une autorité qu'il a acceptée de lui-même, à laquelle il obéira sans qu'un témoin indiscret viennent contrôler ses actes? Un malheureux intoxiqué vient demander son internement, au bout de quelques jours il exige impérieusement qu'on le laisse sortir; il n'est pas de loi qui permette de le retenir; ne vaut-il pas mieux qu'il subisse la direction qu'il s'est choisie et qu'il se sente lui-même son propre gardien? Nous n'avons qu'une confiance très limitée dans l'emploi de la force, qui peut amener il est vrai une cessation momentanée, mais ne met point à l'abri des récidives. Le malade viendra donc de bon gré dans le but de se guérir, il sera libre tout en acceptant une règle de vie qu'on lui aura dictée sévère, il n'aura point à subir le voisinage de fumeurs ou de morphinomanes, ou s'il en rencontre par hasard, il les évitera. On a souvent insisté, et avec raison sur cet inconvénient des maisons de santé, où trop de gens affectés des mêmes passions vivent côte à côte et s'influencent malencontreusement les uns les autres. Cet inconvénient est évité, il en est d'autres qui de moindre importance disparaissent avantageusement.

S'il est des personnes qui vantent les merveilles de l'opium, combien en est-il qui cachent soigneusement leur vice? Les morphinomanes pour beaucoup de raisons évitent toute indiscrétion; les fumeurs, surtout quand ils sont arrivés à la période où le besoin d'un certain nombre de pipes journalières se fait sentir, n'ont pas coutume de faire parade de leur amour pour le *bambou*, ils laissent ce soin aux plus jeunes, très fiers de vanter l'aisance avec laquelle ils supportent les effets de nombreuses pipes et les voluptés qu'ils ont goûtées. Parmi tous ces fumeurs ou morphinomanes cachés, il en est beaucoup qui désireraient se guérir mais le moyen leur paraît difficile. On ne peut avouer son internement dans une maison de santé, on craint les indiscrétions, on recule devant l'ennui, la peur du qu'en dirat-on, les frais mêmes de l'hospitalisation ne sont pas sans gêner quelques bourses. Pour ceux-là une saison à Vichy est un prétexte avouable, d'autant plus avouable que généralement le mauvais état de leur santé explique très suffisamment une absence ainsi motivée. Vichy reçoit chaque année un grand nombre de coloniaux, parmi eux beaucoup ont sacrifié à l'opium et y sacrifient encore ; n'ont-ils pas là une occasion de se guérir de leur néfaste habitude ? Nul doute que leur foie ou leur estomac ne s'en trouvent beaucoup améliorés, nul doute qu'ils ne puissent suivre ensuite avec plus de chance de succès leur carrière tout en étant mieux préparés à lutter contre les rigueurs des climats tropicaux.

Jennings et beaucoup d'autres auteurs ont insisté sur la nécessité qu'il y avait de distraire les malades pendant le temps de leur sevrage. Les spectacles, les concerts et les distractions diverses des villes d'eaux peuvent apporter un certain appoint aux chances du succès. Toutefois il faut éviter soigneusement les excès de toutes sortes, ceux de la table en particulier. Les promenades à pied, en voiture, les jeux de plein air sont particulièrement indiqués, mais il faut fuir avec soin le surmenage, surtout dans un moment où l'organisme est si peu résistant.

En voulant eux-mêmes leur guérison, en suivant strictement les instructions données par leur médecin, nous pensons que tous les intoxiqués par l'opium et ses dérivés peuvent trouver à Vichy un terme à leurs souffrances, la délivrance d'un dur esclavage, pour leur plus grand bien, celui de leurs parents, de leurs amis, de la société même.

CHARTRES. — IMPRIMERIE DURAND, RUE FULBERT.

www.ingramcontent.com/pod-product-compliance
Lightning Source LLC
LaVergne TN
LVHW021601170726
843501LV00010B/3811